内　容

第3週

覚え書き

練習24　形を回転させる

練習25　言葉をあいうえお順に並べる

練習26　算数をして進行する

練習27　数字的暗号解読

練習28　経路の説明を地図からする

練習29　いろいろな文字（数字）を写す

練習30　電話帳からの情報

練習31　4コマ漫画の説明をする

練習32　都市の緯度と経度を調べる

練習の自己採点

FM練習帳

脳損傷のリハビリテーションのための方法
FM：藤井正子　　TBIリハビリテーション研究所

頭が働く練習帳Ⅲ

氏　名　_____

実施日　_____年____月____日から

　　　　_____年____月____日まで

覚え書き

- 各曜日で、その日にする練習は全部まとめてあります。
- 練習は楽しくするのが原則です。楽しくないときには、作った人に文句をいいましょう。
- 集中できる時間に毎日練習しましょう。
- 集中できないときには、本や新聞で書き取りの練習をしましょう。
- いやになったら止めてもいいですが、あとで続けましょう。
- 練習が終わった後に、貴方がどれだけできたか１００点満点で何点くらいかを予想して書いてください。また意見や提案があったら書いて下さい。

月曜日の練習　そろえるもの：鉛筆、定規、電話帳、タイマー

今週の練習は25から27以外はすべて1つ5分でやりましょう。　そこで、時間が書いていないものは5分でやることを忘れないで下さい。

練習24　形の回転

次の図は4−6カ所に区分された2カ所に印があります。　それを回転してそれが元と同じ図になるように書きすすめて下さい。　最初の5つの図は見本を示しています。

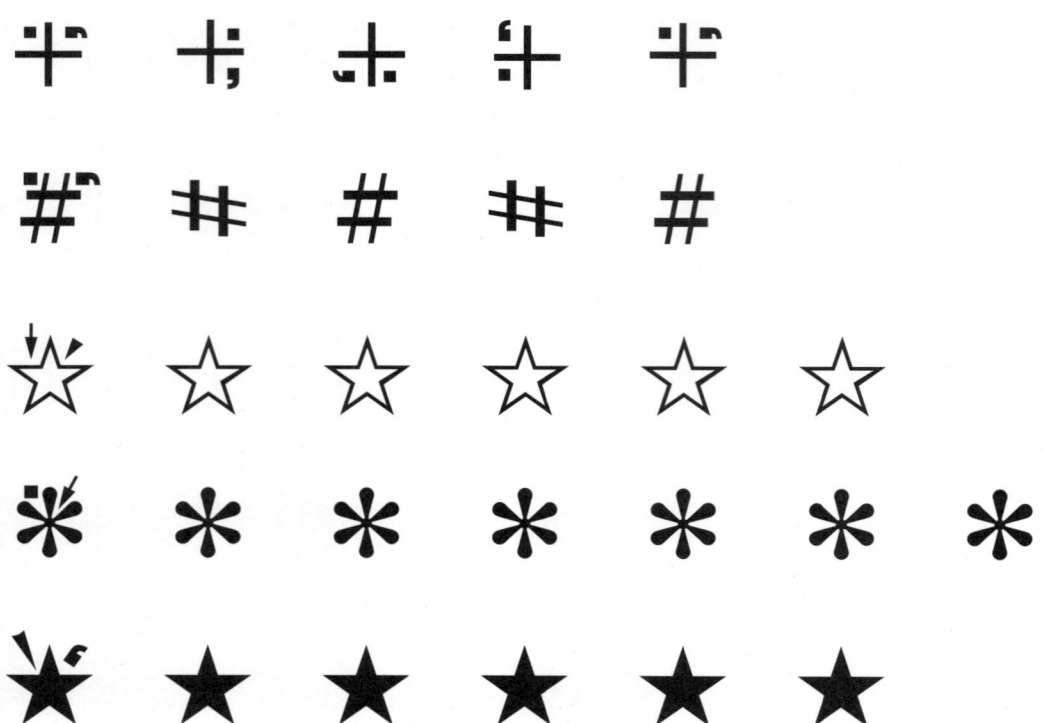

練習25　言葉をあいうえお順に並べる。

紙の片側に単語のリストがあります。これらの単語をあいうえお順に並べなさい。並べた単語のリストはページの右側に書きましょう。あいうえおの順番は練習27の表を参考にして下さい。これは10分で止めて下さい。

視覚（しかく）

聴覚（ちょうかく）

体感（たいかん）

味覚（みかく）

表情（ひょうじょう）

運動（うんどう）

学習（がくしゅう）

予測（よそく）

記憶（きおく）

意識（いしき）

情動（じょうどう）

報酬（ほうしゅう）

音声（おんせい）

言語（げんご）

認識（にんしき）

練習26　算数をして進行する。

下の図のスゴロクは二段階の作業で振り出しから上がりまで進みます。最初振り出し、次に都市の数から下の算数問題を選び、計算をしましょう。その答からまた下の指示を受けて動きます。中継の都市は鉛筆で印をしましょう。10分で止めて下さい。

世界の都市を行く

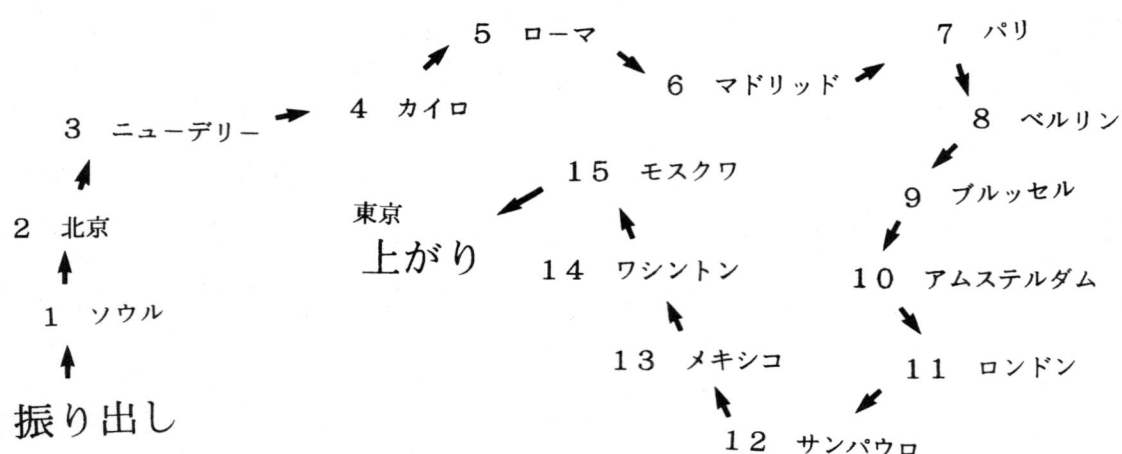

振り出し　4−3＝

1　2×4×3＝　　　　2　100÷4＝　　　　3　24＋21＝
4　15＋18＝　　　　5　44−18＝　　　　6　12×22＝
7　4÷4＝　　　　　8　6＋11＝　　　　　9　14−7＝
10　(2−1)×3＝　　11　4÷2＝　　　　　12　3×2÷2＝
13　22−19＝　　　 14　20÷10＝　　　　15　2×2×2＝
16　99−28＝

算数の答からの進み方　答の数が1−5では3つ進行、6−15では5つ進行、16−20では1つ後退、21−25ではパリに飛び級、26−35では2つ後退、36−47では5つ進行、48−55では3つ進行、56−73では1つ進行、それ以上は4つ進行。

練習27　数字的暗号解読

次の数字を下の解読記号により、漢字のある文章に書き直しましょう。なお考慮すべき文字の所にはアンダーラインをしてありますので、濁点などをつけて下さい。文字以外の情報はそのまま入れてあります。**10分**で止めて下さい。

2　31　31　<u>19</u>　35　<u>25 ― 29</u>　38　19　46　12　26　8　<u>28</u>　18　6　46　26、

<u>2　46　16 ― 24　18　20</u>　45　18　3　<u>12</u>　19　5　5　8　25　<u>12　43</u>　3　30

3　45　<u>16</u>　12　19　2　38　<u>6</u>、12　<u>6</u>　18　6　36　30　46　20　3　25　26

8　<u>28</u>　18　6　46　35　6　2　6　46　13　38。

あ	い	う	え	お	か	き	く	け	こ	さ	し	す	せ	そ	た	ち	つ
1	2	3	4	5	6	7	8	9	10	11	12	13	14	15	16	17	18

て	と	な	に	ぬ	ね	の	は	ひ	ふ	へ	ほ	ま	み	む	め	も	ら
19	20	21	22	23	24	25	26	27	28	29	30	31	32	33	34	35	36

り	る	れ	ろ	や	ゆ	よ	わ	を	ん
37	38	39	40	41	42	43	44	45	46

練習28　経路の説明を地図からする

次の図は大阪市の略図と鉄道路線図です。　大阪駅から出発して大阪城へ行く経路を書きましょう。　その間に通る駅名もすべて書いて下さい。

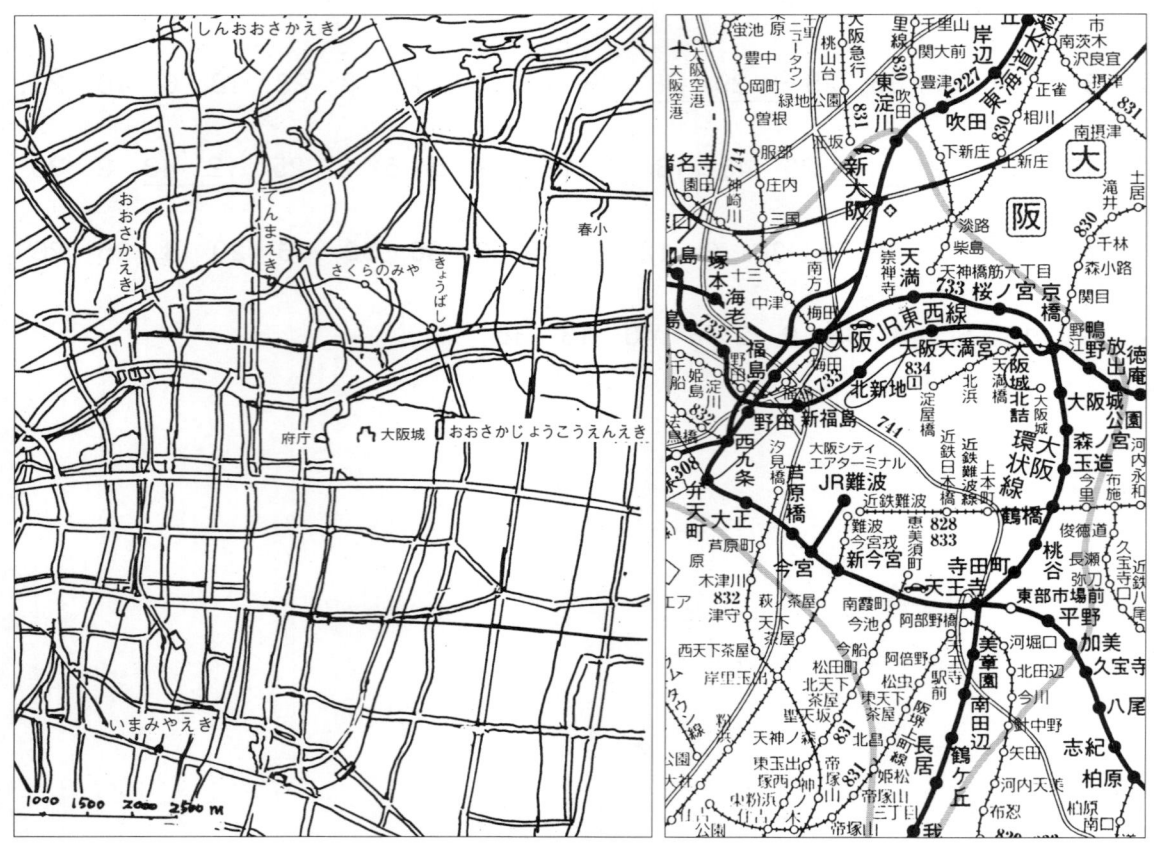

1. 経路の説明

2. その間の駅名

練習29　インドのマラヤラム文字
次の文字をその右に2回写しましょう。

1. falcrə

2. ̖ഡcɾsക

3. ſɐcrə

4. ഝʃശ

5. നəɯʃი

練習30　電話帳からの情報

タウンページの最初の頁を開いて下さい。そこに書かれてある各種電話サービスの項目と局番なしの3桁の電話番号をすべて下に書いて下さい。局番なしの緊急ダイアル（案内）もあれば書きましょう。

例：電話番号案内（有料）104番

練習31　4コマ漫画の説明をする

次の4コマ漫画は朝顔の夢が破れたことを示しています。貴方の言葉で右の余白に説明をしましょう。

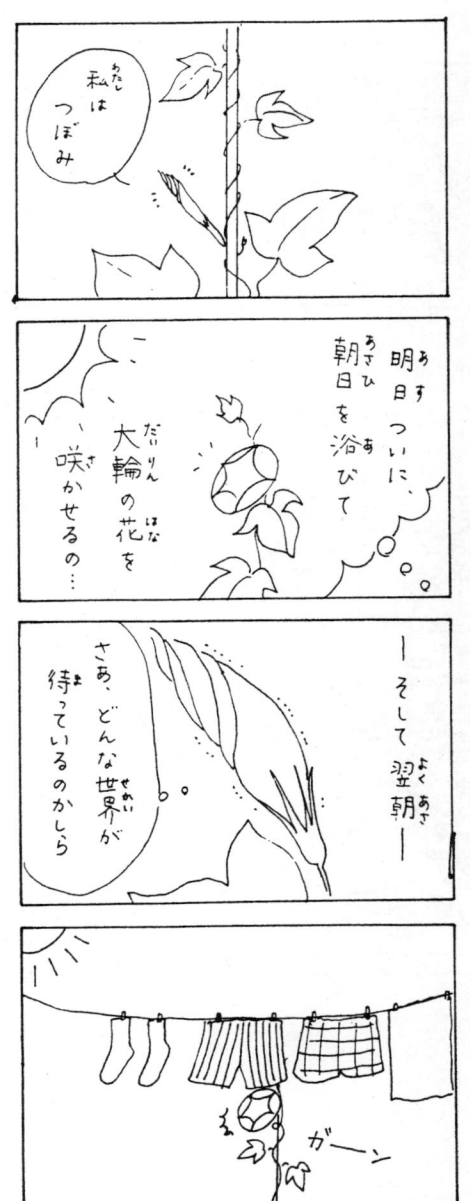

練習32　都市の緯度と経度を調べる。

下の図は世界地図の一部です。　下の5つの都市の緯度（縦線）と経度（横線）を都市の名の後の括弧に書いて下さい。　小数点は1桁まで表現して下さい。　おおよその値は定規を使って計算して下さい。　右の頁にこの地図の輪郭を写して5つの都市を書き入れましょう。これは時間外です。

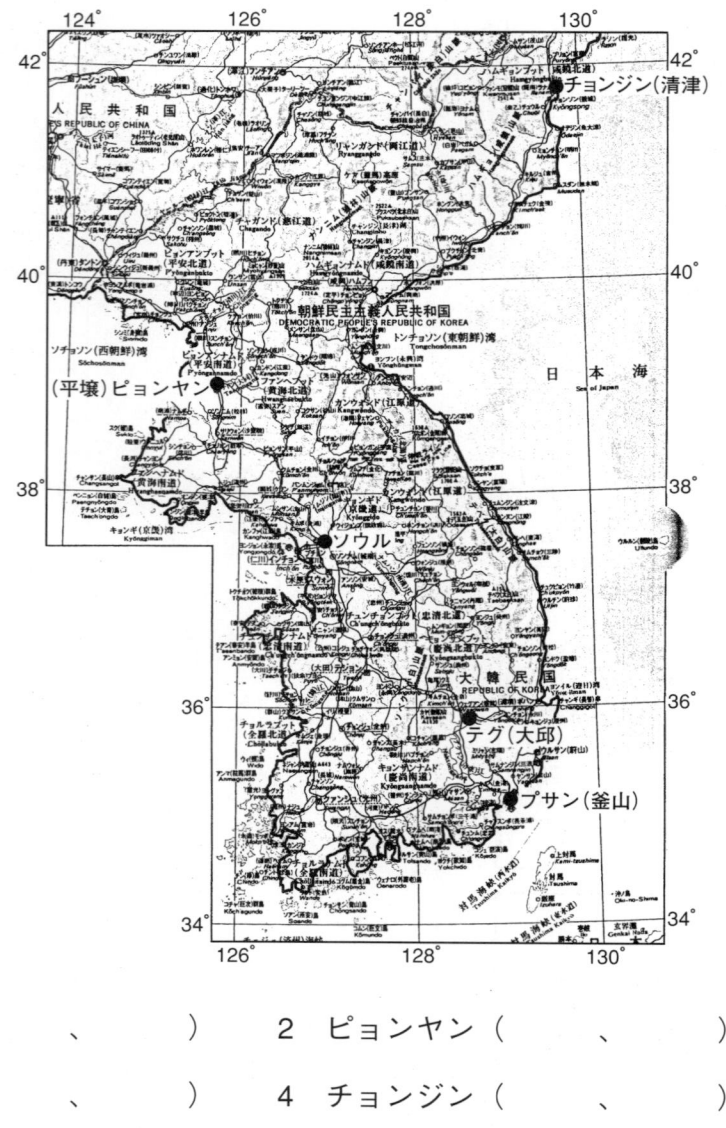

1　ソウル（　　　、　　　）　　2　ピョンヤン（　　　、　　　）

3　プサン（　　　、　　　）　　4　チョンジン（　　　、　　　）

5　テグ（　　　、　　　）

月曜日の練習はどうでしたか？　100点満点で何点になるか書いて下さい。
また、この練習帳で気づいたこともたくさん書いて下さい。

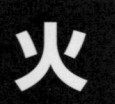

火曜日の練習　　そろえるもの：鉛筆、定規、電話帳、タイマー

今週の練習は25から27以外はすべて1つ5分でやりましょう。　そこで、時間が書いていないものは5分でやることを忘れないで下さい。

練習24　形の回転

次の図は4－6カ所に区分された2カ所に印があります。　それを回転してそれが元と同じ図になるように書きすすめて下さい。　最初の5つの図は見本を示しています。

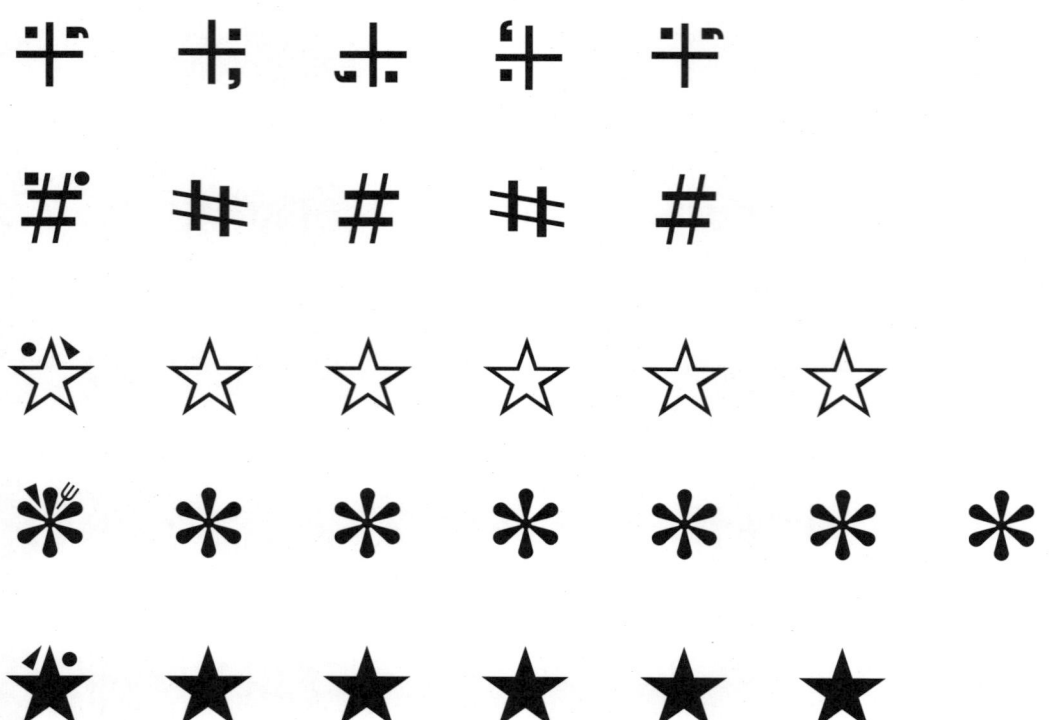

練習25　言葉をあいうえお順に並べる。

紙の片側に単語のリストがあります。これらの単語をあいうえお順に並べて下さい。並べた単語のリストはページの右側に書きましょう。　あいうえおの順番は練習27の表を参考にして下さい。10分で止めて下さい。

アブダビ　　　　　リスボン

ロンドン　　　　　ナイロビ

ミラノ　　　　　　トリポリ

チューリッヒ　　　チュニス

ベルン　　　　　　ケープタウン

マルセイユ　　　　トロント

カサブランカ　　　ハバナ

オタワ　　　　　　サンティアゴ

メキシコシティ　　キャンベラ

カラカス　　　　　モスクワ

練習26　算数をして進行する。

下の図のスゴロクは二段階の作業で振り出しから上がりまで進みます。最初振り出し、次に星の数から下の算数問題を選び計算をしましょう。その答から更に下の指示を受けて動きます。　中継の星は鉛筆で印をしましょう。10分で止めて下さい。

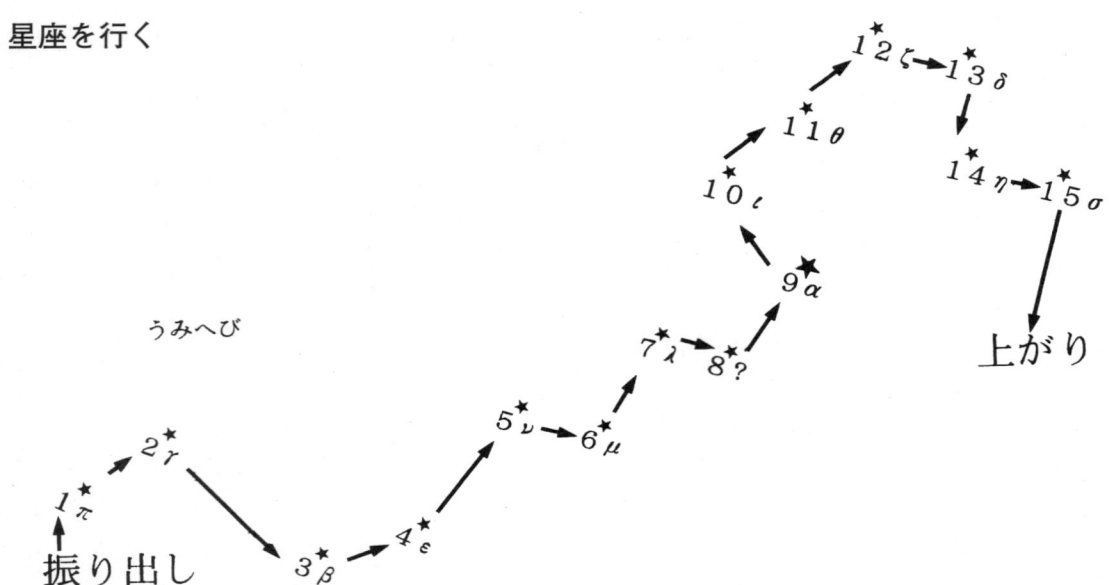

振り出し　4－3＝

1　2×4×3＝　　　　2　100÷4＝　　　　3　24＋21＝
4　15＋18＝　　　　5　44－18＝　　　　6　12×2＝
7　4÷4＝　　　　　 8　6＋11＝　　　　 9　14－7＝
10　(2－1)×3＝　　11　4÷2＝　　　　　12　3×2÷2＝
13　22－19＝　　　 14　20÷10＝　　　　15　2×2×2＝
16　99－28＝

算数の答からの進み方　答の数の1－5では3つ進行、6－15では5つ進行、16－20では1つ後退、21－25では次の一番大きな印の所に飛び級、　26－35では2つ後退、36－47では5つ進行、　48－55では3つ進行。

練習27　数字的暗号解読

次の数字を下の解読記号により、漢字のある文章に書き直してみましょう。なお考慮すべき文字の所にはアンダーラインをしてありますので、濁点などをつけて下さい。文字以外の情報はそのまま入れてあります。10分で止めて下さい。

10　20　<u>26</u>　26、16　46　22　<u>12</u>　43　3　30　3　45　<u>19</u>　46　16　18

13　38　35　25　20　12　19　25　41　8　44　37　<u>16</u>　9　<u>19</u>　21　8、

27　20　<u>27</u>　20　25　1　2　<u>16</u>　22　6　46　9　2　45　33　13　<u>27</u>、

15　25　6　46　9　2　45　16　35　18　16　34　22　35　<u>12</u>　<u>42</u>　3

43　3　<u>19</u>　1　38。

あ	い	う	え	お	か	き	く	け	こ	さ	し	す	せ	そ	た	ち	つ
1	2	3	4	5	6	7	8	9	10	11	12	13	14	15	16	17	18

て	と	な	に	ぬ	ね	の	は	ひ	ふ	へ	ほ	ま	み	む	め	も	ら
19	20	21	22	23	24	25	26	27	28	29	30	31	32	33	34	35	36

り	る	れ	ろ	や	ゆ	よ	わ	を	ん
37	38	39	40	41	42	43	44	45	46

練習28　経路の説明を地図からする

下の図は東京中心部の略図と地下鉄路線図です。　東京駅から出発して国立劇場へ行く経路をJRで有楽町まで行きあと地下鉄を使って書きましょう。　その間通る駅名もすべて書いて下さい。

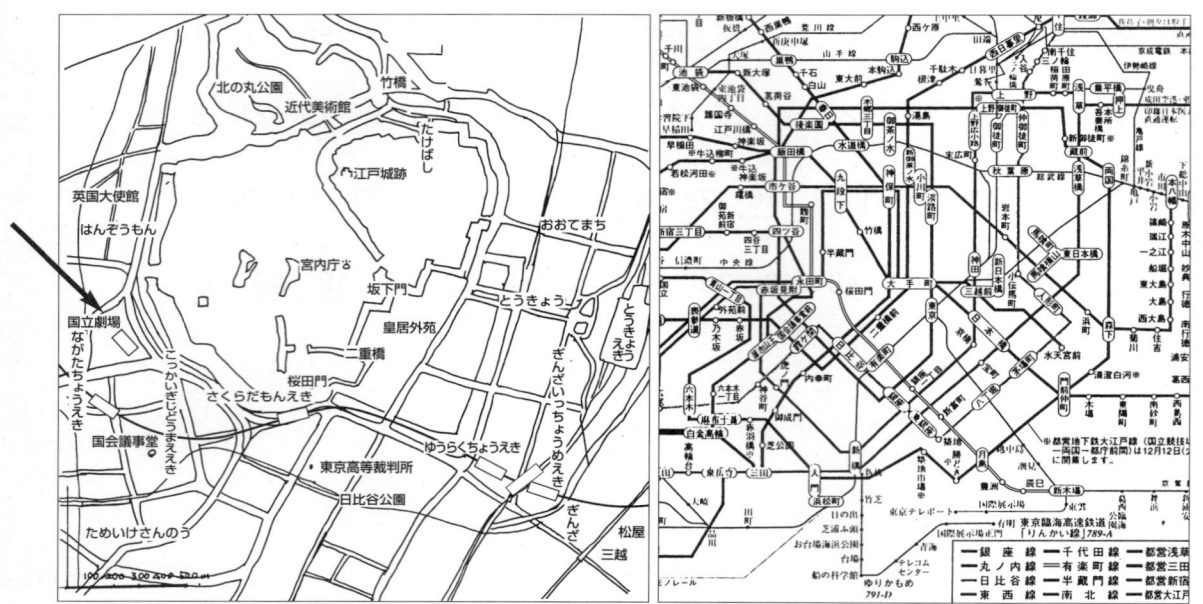

1. 経路の説明

2. その間の駅名

練習29　朝鮮半島で使われているはんぐる文字
次の文字をその右に2回写しましょう。

1. **진로그룹이**

2. **본격적인**

3. **유통근대화**

4. **사업을**

5. **시작합니다**

練習30　電話帳からの情報

タウンページの引越サービス（運送）の頁を探してそこを開き、引越サービス会社の広告を下に写して書いてみましょう。沢山ありますので1つ選んで宣伝文句もすべて書きましょう。

練習31　4コマ漫画の説明をする

次の4コマ漫画は蚊を退治している人をけんかと間違えて止めにいった人もまた蚊の退治をはじめてしまった話です。あなたの言葉で右の余白に説明をしましょう。

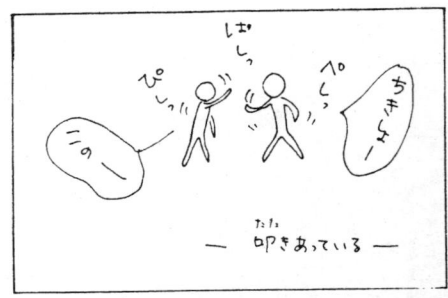

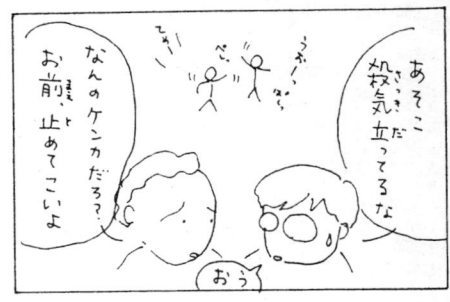

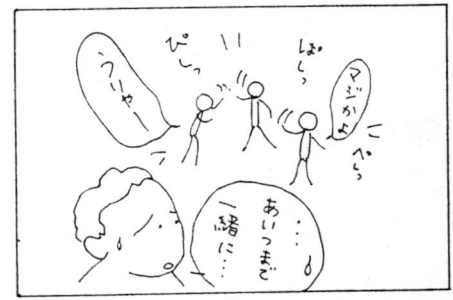

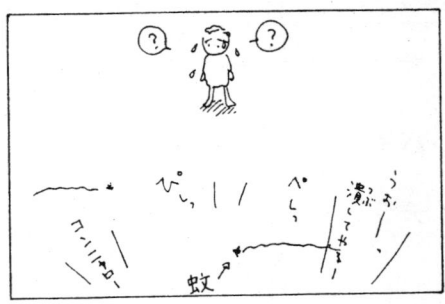

練習32 都市の緯度と経度を調べる

次の図は世界地図の一部です。 下の5つの都市の緯度（縦線）と経度（横線）を都市の名の後の括弧に書いて下さい。 小数点は1桁まで表現して下さい。 おおよその値は定規を使って計算して下さい。右の頁にこの地図の輪郭を写して5つの都市を書き入れましょう。これは時間外です。

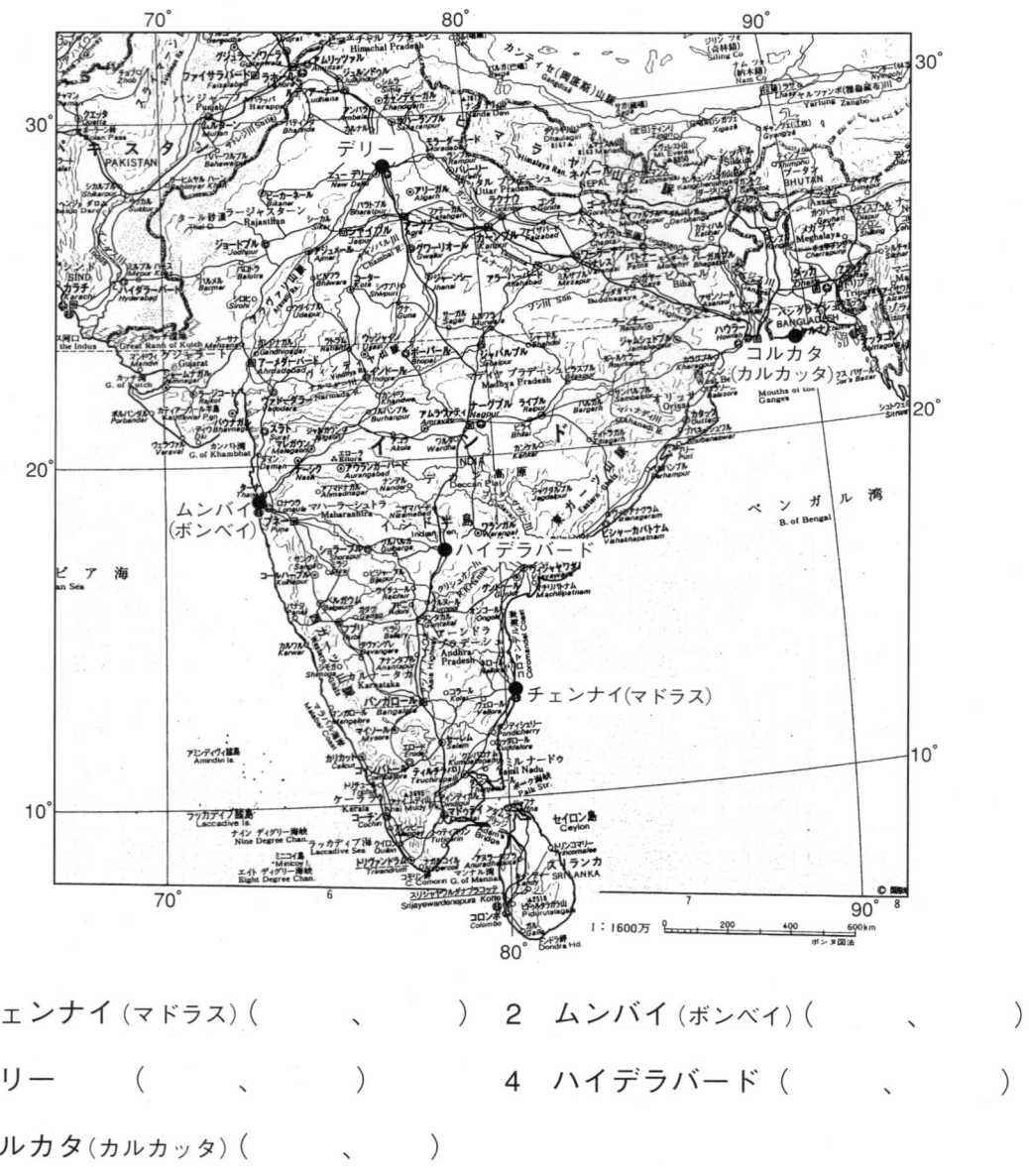

1　チェンナイ(マドラス)（　　　、　　　）　2　ムンバイ(ボンベイ)（　　　、　　　）

3　デリー　　　　（　　　、　　　）　　　　4　ハイデラバード（　　　、　　　）

5　コルカタ(カルカッタ)（　　　、　　　）

27

火曜日の練習はどうでしたか？　100点満点で何点になるか書いて下さい。
また、この練習帳で気づいたこともたくさん書いて下さい。

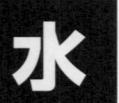

水曜日の練習　　そろえるもの：鉛筆、定規、電話帳、タイマー

今週の練習は25から27以外はすべて1つ5分でやりましょう。　そこで、時間が書いていないものは5分でやることを忘れないで下さい。

練習24　形の回転

次の図は4－6カ所に区分された2カ所に印があります。　それを回転してそれが元と同じ図になるように書きすすめて下さい。　最初の5つの図は見本を示しています。

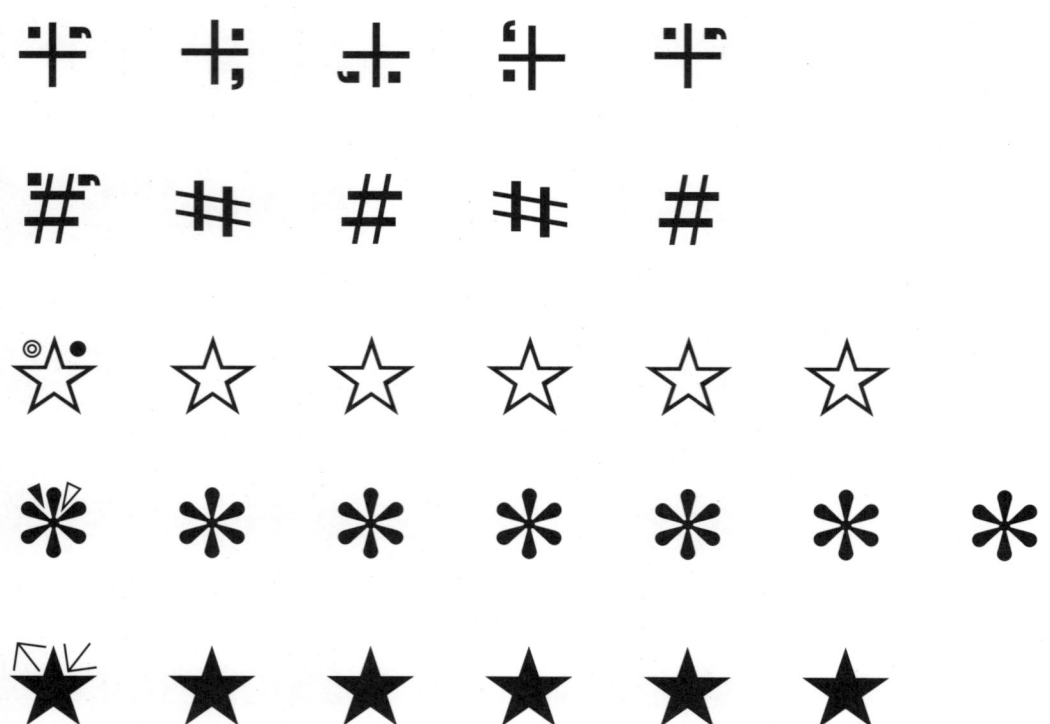

練習25　言葉をあいうえお順に並べる

紙の片側に単語のリストがあります。これらの単語をあいうえお順に並べて下さい。並べた単語のリストはページの右側に書きましょう。　あいうえおの順番は練習27の表を参考にして下さい。　これは10分で止めて下さい。

駒ヶ岳（こまがたけ）

白山（はくさん）

浅間山（あさまやま）

大山（だいせん）

立山（たてやま）

富士山（ふじさん）

北岳（きただけ）

岩手山（いわてさん）

磐梯山（ばんだいさん）

男体山（なんたいさん）

槍ヶ岳（やりがたけ）

白馬山（はくばさん）

白根山（しらねさん）

妙高山（みょうこうさん）

八ヶ岳（やつがたけ）

練習26　算数をして進行する

下の図のスゴロクは二段階の作業で振り出しから上がりまで進みます。　最初振り出し、次に駅名の数から下の算数問題を選び計算をしましょう。　その答から更に下の指示を受けて動きます。　中継駅は鉛筆で印をしましょう。10分で止めて下さい。

青森から小倉まで

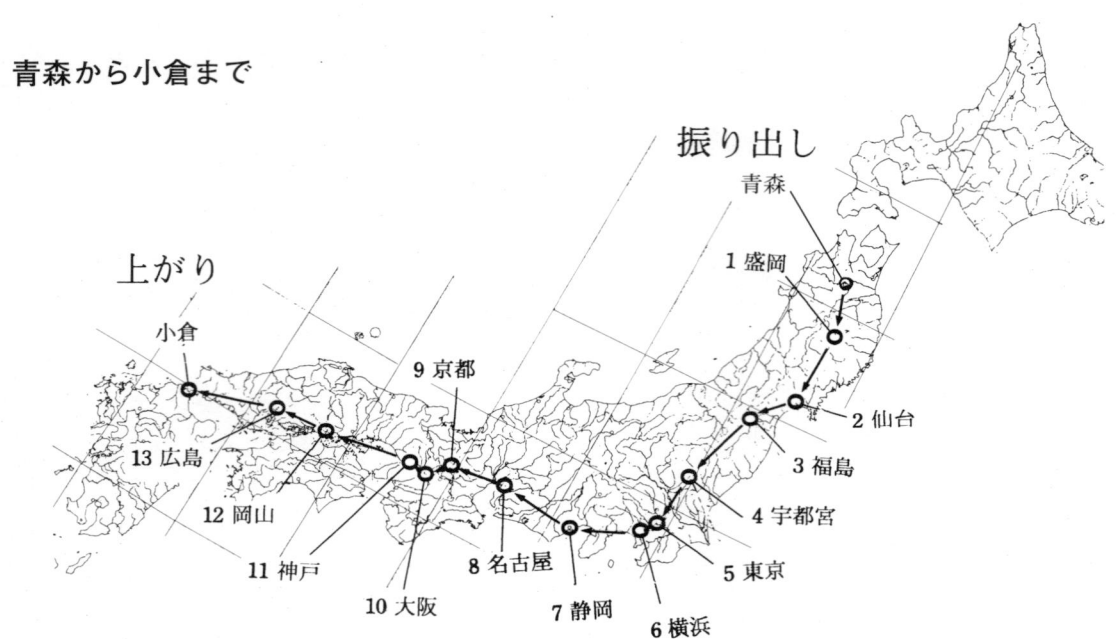

振り出し（青森）　　4－3＝

1　2×4×3＝	2　100÷4＝	3　24＋21＝
4　15＋18＝	5　44－18＝	6　12×22＝
7　4÷4＝	8　6＋11＝	9　14－7＝
10　(2－1)×3＝	11　4÷2＝	12　3×2÷2＝
13　22－19＝	14　20÷10＝	15　2×2×2＝
16　99－28＝		

算数の答からの進み方　答の数の1－5では2つ進行、6－15では3つ進行、16－20では1つ後退、21－25では上がり2つ前に飛び級、　26－35では2つ後退、36－47では5つ進行、　48－55では3つ進行、56以上では1つ進行。

練習27　数字的暗号解読

次の数字を下の解読記号により、漢字のある文章に書き直しましょう。なお考慮すべき文字の所にはアンダーラインをしてありますので、濁点などをつけて下さい。文字以外の情報はそのまま入れてあります。10分で止めて下さい。

<u>12</u>　<u>28</u>　46　45　12　38　10　20　26　33　<u>13</u>　6　12　2。

<u>19</u>　<u>13</u>　<u>20</u>　45　13　38　10　20　26　15　25　27　20　25　<u>12</u>　<u>18</u>　11

2　25　25　3　37　<u>43</u>　8　45　26　6　38　20　20　35　22、15　25　27　20

22　<u>12</u>　<u>28</u>　46　25　25　3　37　<u>43</u>　8　45　5　12　4　38　16　34　<u>19</u>

35　1　38。

あ	い	う	え	お	か	き	く	け	こ	さ	し	す	せ	そ	た	ち	つ
1	2	3	4	5	6	7	8	9	10	11	12	13	14	15	16	17	18

て	と	な	に	ぬ	ね	の	は	ひ	ふ	へ	ほ	ま	み	む	め	も	ら
19	20	21	22	23	24	25	26	27	28	29	30	31	32	33	34	35	36

り	る	れ	ろ	や	ゆ	よ	わ	を	ん
37	38	39	40	41	42	43	44	45	46

練習28　経路の説明を地図からする

下の図は東京の略図と地下鉄路線図です。東京駅から出発して東京ドーム（後楽園球場）へ行く経路を書きましょう。東京駅からその間の駅名もすべて書いて下さい

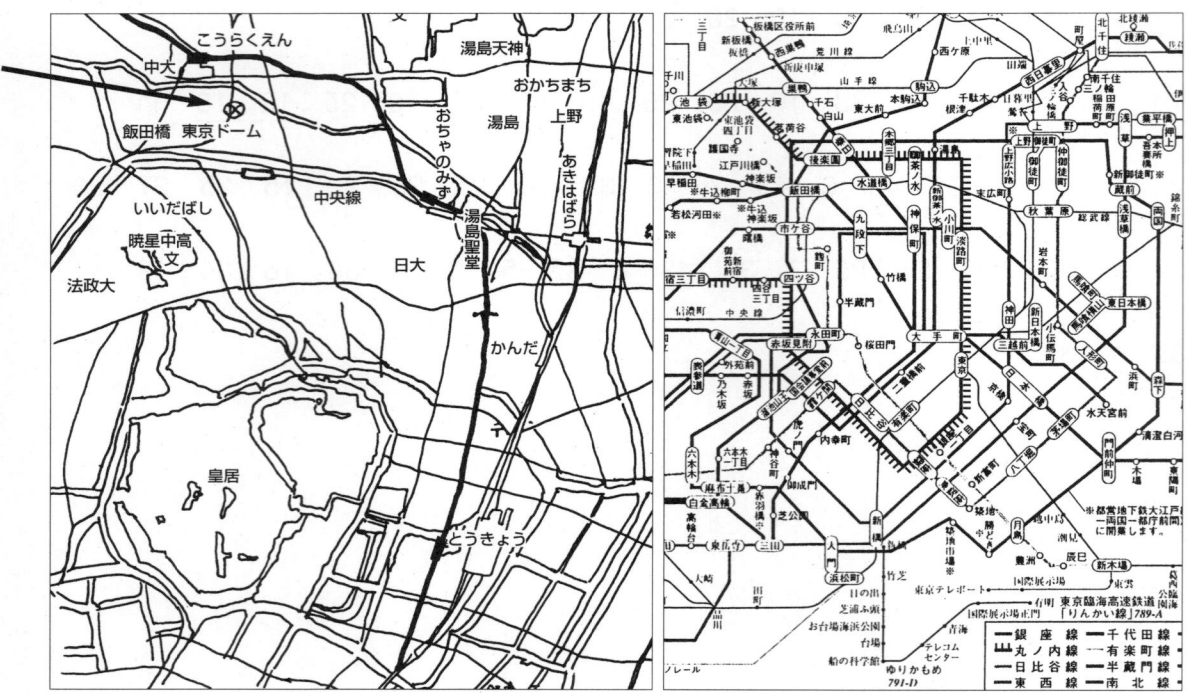

1. 経路の説明

2. その間の駅名

練習29　ヒンディ語
次の文字をその右に2回写しましょう。

1. ठिलिया

2. कीड़ा

3. किस्सा

4. खड़ाऊँ

5. कीमत

練習30　電話帳からの情報

タウンページの2頁か3頁にもくじがあります。そこでテレホンガイドの頁を選んで、そこからさらに病院を選びます。病院の頁であなたの地区の一番大きな総合病院を10選び下に病院名、電話番号、住所を書き込んで下さい。（50音順職業名・サービス名一覧から病院（総合病院）を選んで書いてもかまいません）

1.

2.

3.

4.

5.

6.

7.

8.

9.

10.

練習31　4コマ漫画の説明をする

次の4コマ漫画はチョコのソフトクリームを下に落としたら、それをその子のあるものと勘違いされて恥をかいた話です。貴方の言葉で右の余白に説明をしましょう。

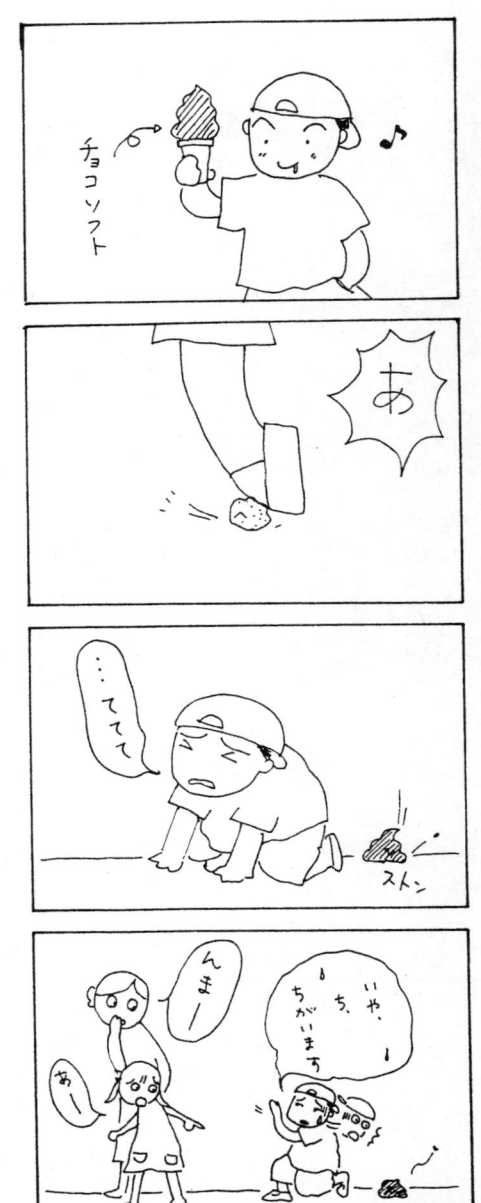

練習32　都市の緯度と経度を調べる

次の図は世界地図の一部です。　下の5つの都市の緯度（縦線）と経度（横線）を都市の名の後の括弧に書いて下さい。　小数点は1桁まで表現して下さい。　おおよその値は定規を使って計算して下さい。　右の頁にこの地図の輪郭を写して5つの都市を書き入れましょう。これは時間外です。

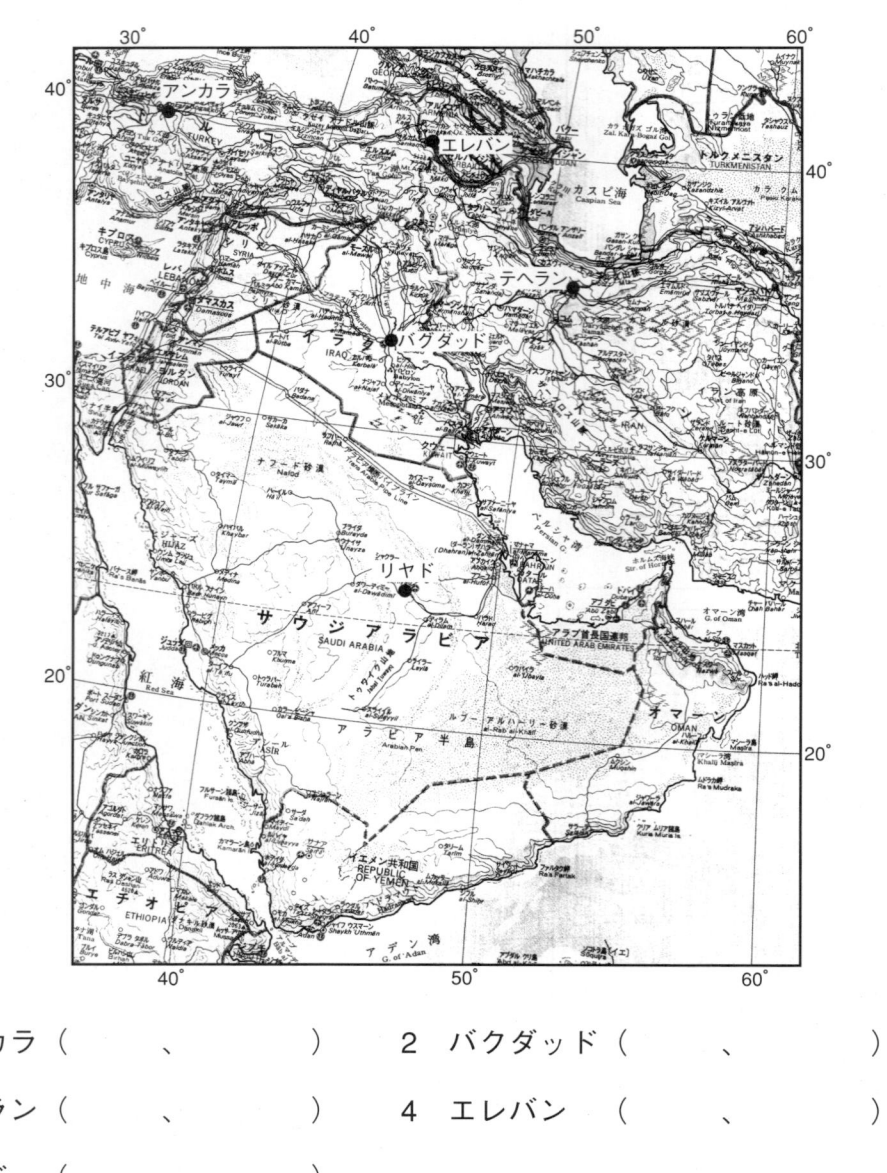

1　アンカラ（　　　、　　　）　　2　バクダッド（　　　、　　　）

3　テヘラン（　　　、　　　）　　4　エレバン　（　　　、　　　）

5　リヤド　（　　　、　　　）

水曜日の練習はどうでしたか？　100点満点で何点になるか書いて下さい。
また、この練習帳で気づいたこともたくさん書いて下さい。

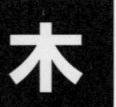

木曜日の練習　そろえるもの：鉛筆、定規、電話帳、タイマー

今週の練習は25から27以外はすべて1つ5分でやりましょう。　そこで、時間が書いていないものは5分でやることを忘れないで下さい。

練習24　形の回転

次の図は4－6カ所に区分された2カ所に印があります。　それを回転してそれが元と同じ図になるように書きすすめて下さい。　最初の5つの図は見本を示しています。

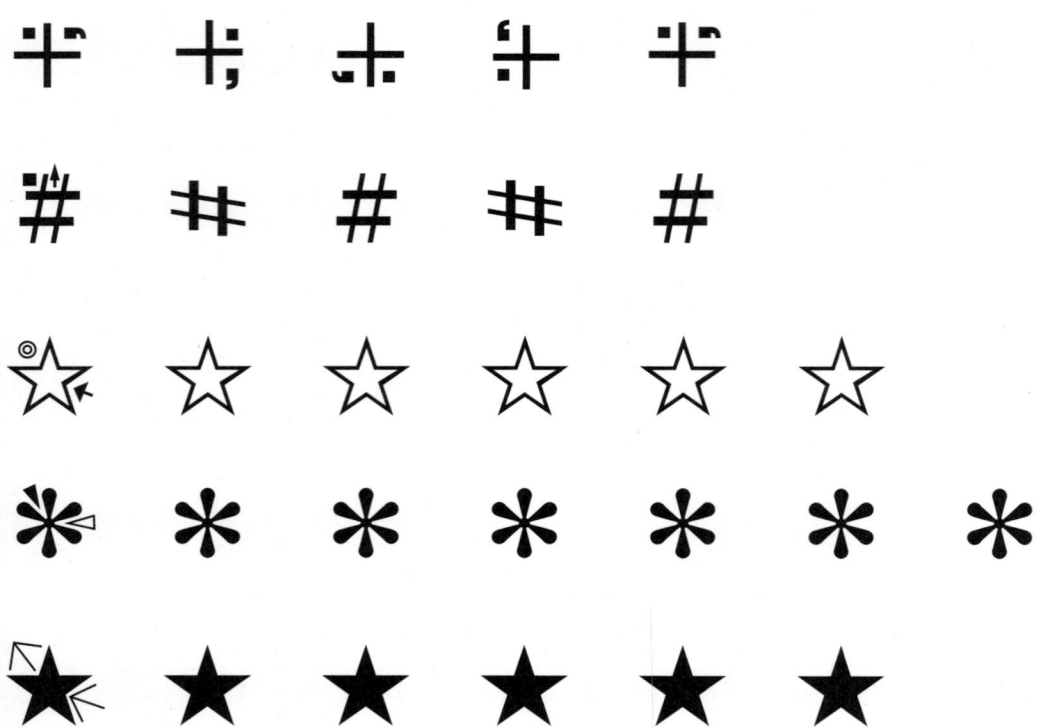

練習25　言葉をあいうえお順に並べる

紙の片側に単語のリストがあります。これらの単語をあいうえお順に並べて下さい。並べた単語のリストはページの右側に書きましょう。　あいうえおの順番は練習27の表を参考にして下さい。10分で止めて下さい。

天竜川（てんりゅうがわ）

淀川（よどがわ）

富士川（ふじかわ）

荒川（あらかわ）

熊野川（くまのがわ）

北上川（きたかみがわ）

九頭龍川（くずりゅうがわ）

墨田川（すみだがわ）

利根川（とねがわ）

石狩川（いしかりがわ）

信濃川（しなのがわ）

釧路川（くしろがわ）

四万十川（しまんとがわ）

筑後川（ちくごがわ）

太田川（おおたがわ）

練習26　算数をして進行する。

下の図のスゴロクは二段階の作業で振り出しから上がりまで進みます。最初振り出し、次にトランプの数から下の算数問題を選び計算をしましょう。その答から更に下の指示を受けて動きます。　中継トランプは鉛筆で印をしましょう。10分で止めて下さい

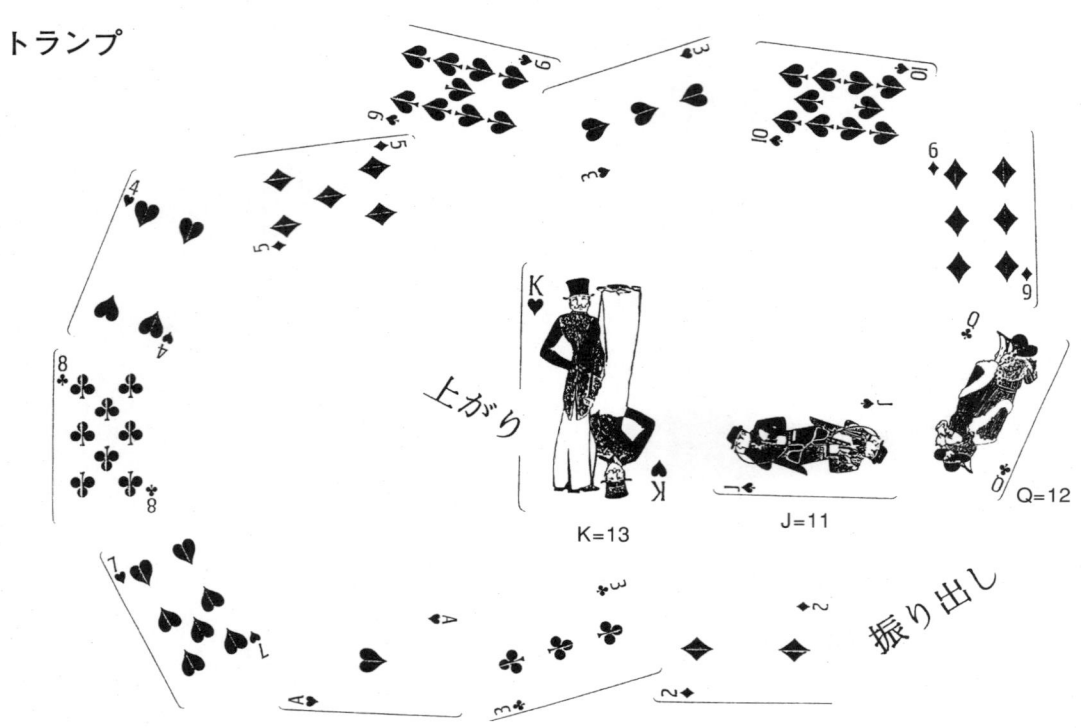

トランプ

K=13　　J=11　　Q=12

振り出し　5－3＝

1	2×4×3＝	2	100÷4＝	3	24＋21＝
4	15＋18＝	5	44－7＝	6	12×22＝
7	4÷4＝	8	6×11＝	9	14－7＝
10	4×1×3＝	11	36－11＝	12	20×4＝

算数の答からの進み方　1－5では3つ進行、6－15では5つ進行、16－20では1つ後退、21－25では次のハートに飛ぶ、　26－35では2つ後退、　36－47では5つ進行、48－55では3つ進行、56以上は1つ進行。

練習27　数字的暗号解読

次の数字を下の解読記号により、漢字のある文章に書き直しましょう。なお考慮すべき文字の所にはアンダーラインをしてありますので、濁点などをつけて下さい。文字以外の情報はそのまま入れてあります。10分で止めて下さい。

10　3　18　3　12　10　22　43　38　25　3　25　6　2　12　43　3　19

26　7　5　8　6　44　38　8　21　38　10　20　6　1　38。

26　ー　15　21　38　10　46　27　42　ー　16　ー　22　43　38　7　5　8

8　46　39　46　22　26、10　3　6　19　7　21　15　28　20　25

6　2　26　18　6　25　15　31　39　38。

あ	い	う	え	お	か	き	く	け	こ	さ	し	す	せ	そ	た	ち	つ
1	2	3	4	5	6	7	8	9	10	11	12	13	14	15	16	17	18

て	と	な	に	ぬ	ね	の	は	ひ	ふ	へ	ほ	ま	み	む	め	も	ら
19	20	21	22	23	24	25	26	27	28	29	30	31	32	33	34	35	36

り	る	れ	ろ	や	ゆ	よ	わ	を	ん
37	38	39	40	41	42	43	44	45	46

練習28　経路の説明を地図からする

下の図は京都市の略図と地下鉄路線図です。　京都駅から出発して二条城へ行く経路を書きましょう。　京都駅からその間の駅名もすべて書いて下さい。

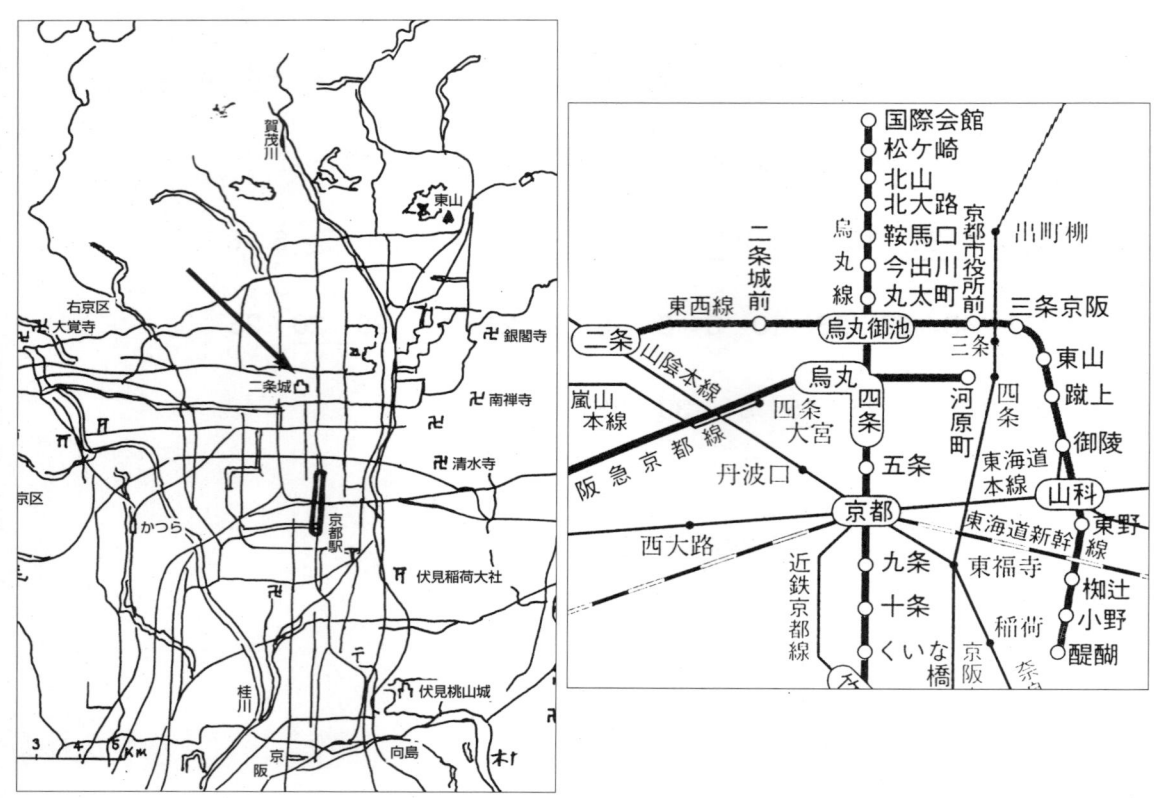

1. 経路の説明

2. その間の駅名

練習29　タイ語の文字
次の文字をその右に2回写しましょう。

1. ชินโต

2. กรรเอา

3. ปลาย

4. ชิเนนทร์

5. กรุณา

練習30　電話帳からの情報

タウンページのもくじからテレホンガイドの頁を選び、そこの緊急の頁は緊急のダイヤルを教えてくれます。貴方の家に一番近い地区の公益サービスの電話番号と住所を下に書きましょう。

1. 電話

2. 電気

3. ガス

4. 水道

5. 郵便局

練習31　4コマ漫画の説明をする

次の4コマ漫画は人に言われたことを、よく考えないで言われた通りにして失敗した話です。　貴方の言葉で右の余白に説明をしましょう。

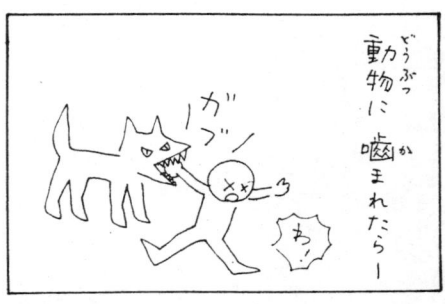

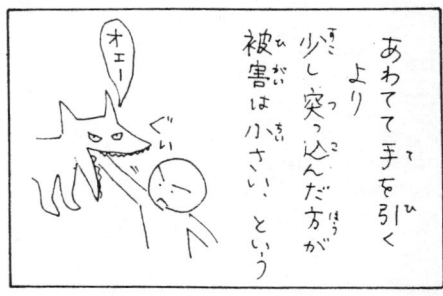

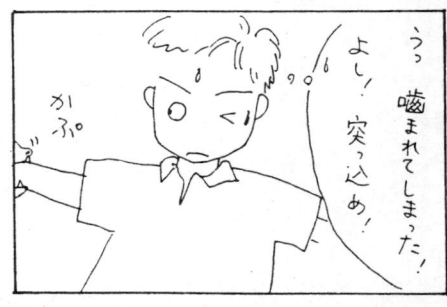

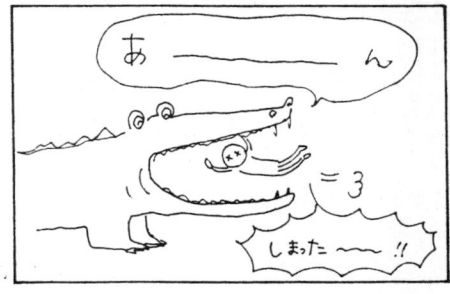

練習32　都市の緯度と経度を調べる

次の図は世界地図の一部です。　下の5つの都市の緯度（縦線）と経度（横線）を都市の名の後の括弧に書いて下さい。　小数点は1桁まで表現して下さい。　おおよその値は定規を使って計算して下さい。　右の頁にこの地図の輪郭を写して5つの都市を書き入れましょう。これは時間外です。

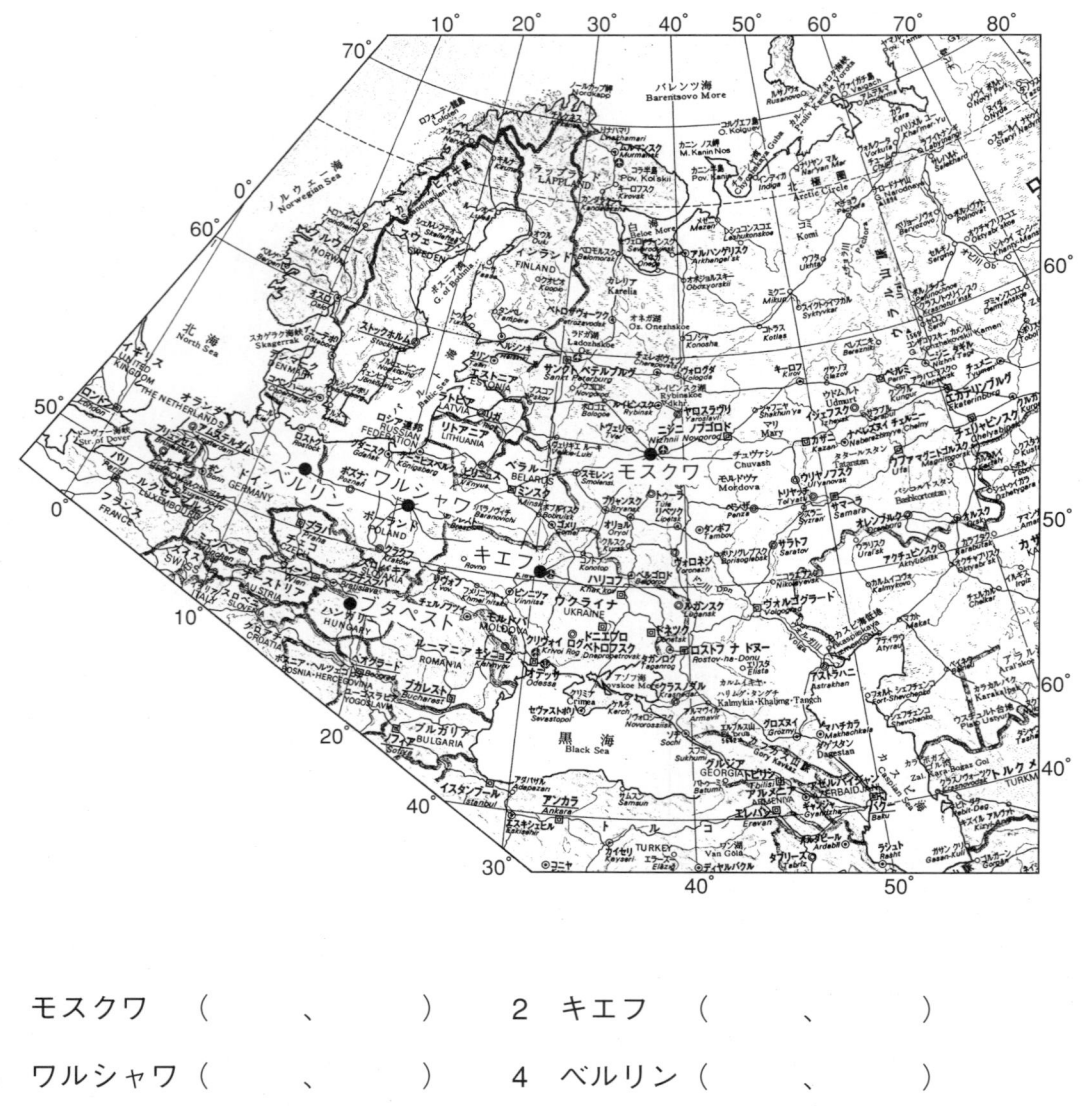

1　モスクワ　（　　　、　　　）　2　キエフ　（　　　、　　　）

3　ワルシャワ（　　　、　　　）　4　ベルリン（　　　、　　　）

5　ブタペスト（　　　、　　　）

木曜日の練習はどうでしたか？　100点満点で何点になるか書いて下さい。
また、この練習帳で気づいたこともたくさん書いて下さい。

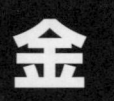

金曜日の練習　そろえるもの：鉛筆と色鉛筆、定規、電話帳、タイマー

今週の練習は25から27以外はすべて1つ5分でやりましょう。　そこで、時間が書いていないものは5分でやることを忘れないで下さい。

練習24　形の回転

次の図は4－6カ所に区分された2カ所に印があります。　それを回転してそれが元と同じ図になるように書きすすめて下さい。　最初の5つの図は見本を示しています。

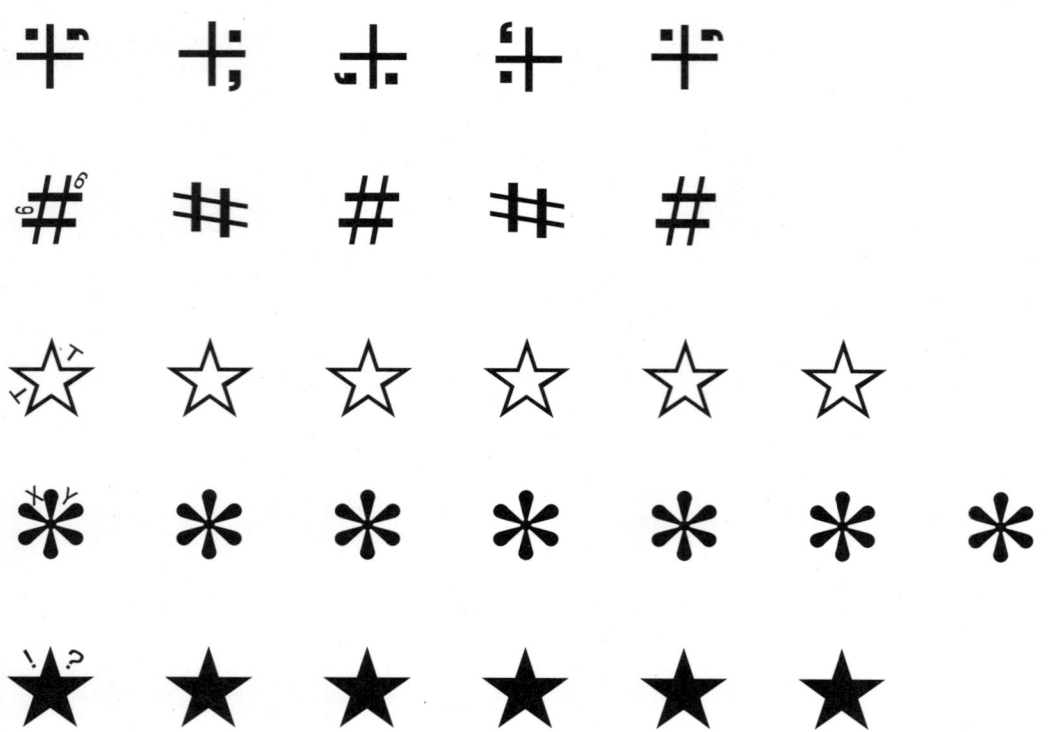

練習25　言葉をあいうえお順に並べる

紙の片側に単語のリストがあります。これらの単語をあいうえお順に並べて下さい。並べた単語のリストはページの右側に書きましょう。　あいうえおの順番は練習27の表を参考にして下さい。　10分で止めて下さい。

上野

市原

有田

筑波

信州

玉川

千葉

富山

大宮

東京

京都

山形

徳島

大阪

神戸

練習26　算数をして進行する

下の図のスゴロクは二段階の作業で振り出しから上がりまで進みます。　最初、百人一首の歌の数から下の算数問題を選び計算をしましょう。　その答から更に下の指示を受けて動きます。　中継の歌は鉛筆で印をしましょう。　10分で止めて下さい。

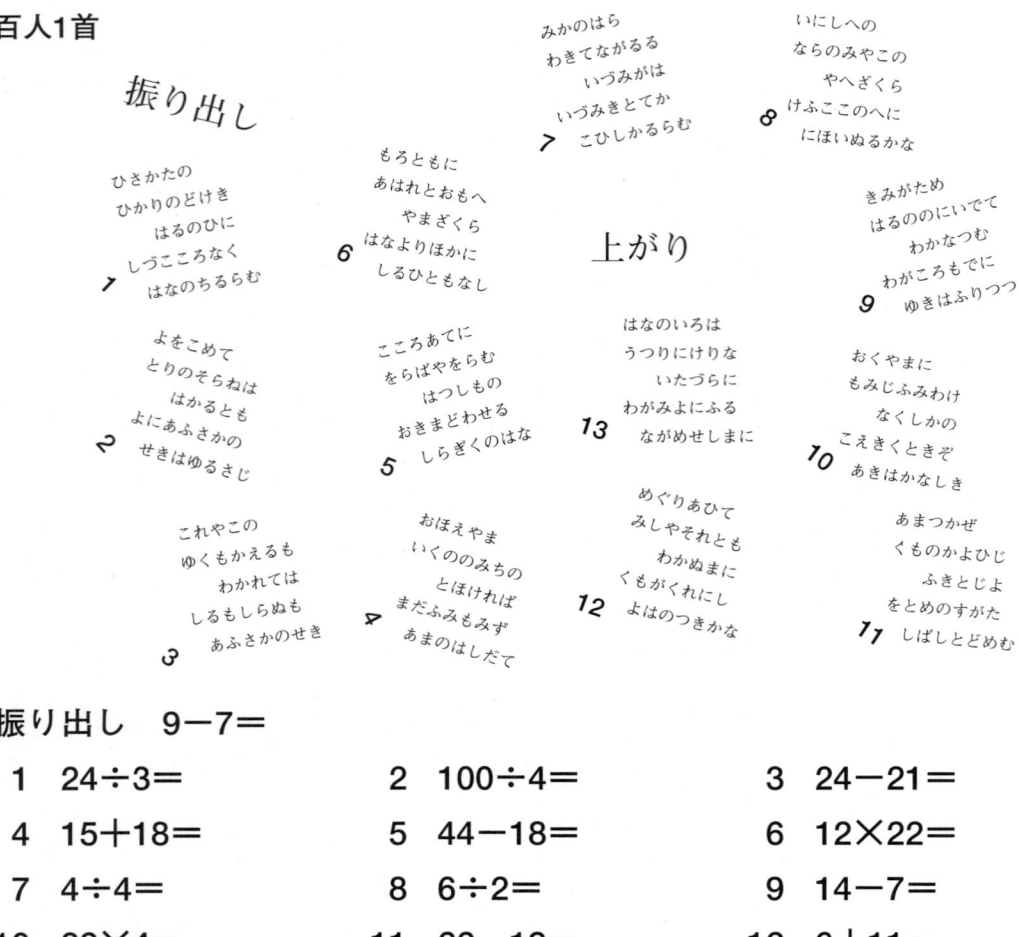

振り出し　9－7＝

1　24÷3＝	2　100÷4＝	3　24－21＝
4　15＋18＝	5　44－18＝	6　12×22＝
7　4÷4＝	8　6÷2＝	9　14－7＝
10　33×4＝	11　22－19＝	12　6＋11＝

算数の答からの進み方　答の数の1－5では3つ進行、6－15では5つ進行、16－20では1つ後退、21－25では上がりの1つ手前まで飛び級、　26－35では2つ後退、36－47では1つ進行、　48－55では3つ進行、56以上は1つ進行。　上がりの行きすぎは戻って下さい。　さらに花や鳥の名前が出てきた歌についたら1つ更に進行。

練習27　数字的暗号解読

次の数字を下の解読記号により、漢字のある文章に書き直しましょう。なお考慮すべき文字の所にはアンダーラインをしてありますので、濁点などをつけて下さい。文字以外の情報はそのまま入れてあります。10分で止めて下さい。

11　31　11　31　21　8　46　39　46　22　26　17　42　3　2　37　43　8　6　27　18　43　3　20　21　38。

15　25　16　34　17　42　3　2　37　43　8　25　21　2　27　20　19　26、

31　13　17　42　3　2　37　43　8　25　17　6　36　45　18　9　38

16　34　25　8　46　39　46　6　27　18　43　3　20　21　38。

あ	い	う	え	お	か	き	く	け	こ	さ	し	す	せ	そ	た	ち	つ
1	2	3	4	5	6	7	8	9	10	11	12	13	14	15	16	17	18

て	と	な	に	ぬ	ね	の	は	ひ	ふ	へ	ほ	ま	み	む	め	も	ら
19	20	21	22	23	24	25	26	27	28	29	30	31	32	33	34	35	36

り	る	れ	ろ	や	ゆ	よ	わ	を	ん
37	38	39	40	41	42	43	44	45	46

練習28　経路の説明を地図からする

下の図は東京の略図と鉄道路線図です。　東京駅から出発して江戸東京博物館へ行く経路を書きましょう。　東京駅からその間の駅名もすべて書いて下さい。

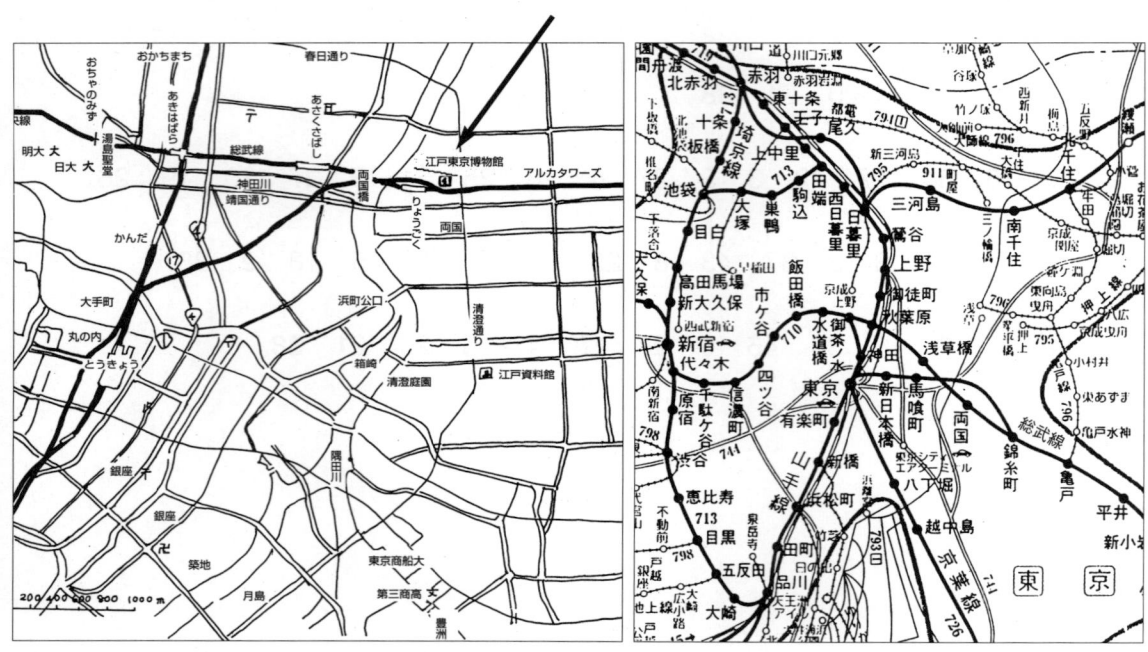

1. 経路の説明

2. その間の駅名

練習29　アラビア数字

次の数字をその右に3回写しましょう。

1.　I

2.　II

3.　III

4.　IV

5.　V

6.　VI

7.　VII

8.　VIII

9.　IX

10.　X

練習30　電話帳からの情報

タウンページのもくじからインフォメーションを選びその頁を開くとタウンページに広告を載せるための案内があります（もくじの中に広告申し込みのご案内となっていることもあります）。　その見本を参考にして貴方の広告を下に作って下さい。家庭教師でも、家事手伝いでも、運送業でもなんでも想像で書きましょう。色鉛筆を使って効果的に！

練習31　4コマ漫画の説明をする

次の4コマ漫画は転校した岬太郎君が、友達が読み間違えるような自分の名前の書き方をした話です。　貴方の言葉で右の余白に説明をしましょう。

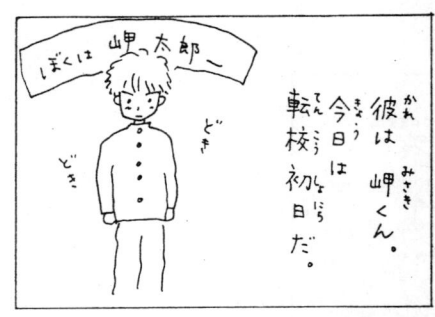

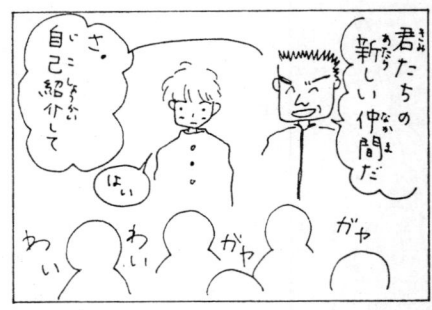

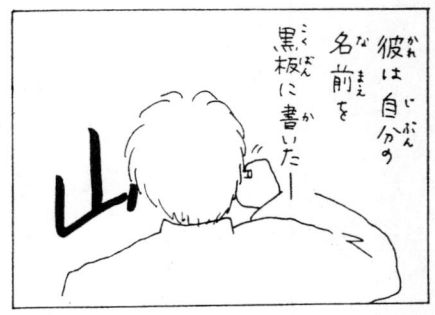

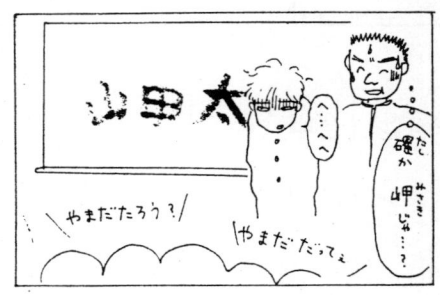

練習32　都市の緯度と経度を調べる

次の図は世界地図の一部です。　下の5つの都市の緯度（縦線）と経度（横線）を都市の名の後の括弧に書いて下さい。　小数点は1桁まで表現して下さい。　おおよその値は定規を使って計算して下さい。　右の頁にこの地図の輪郭を写して5つの都市を書き入れましょう。これは時間外です。

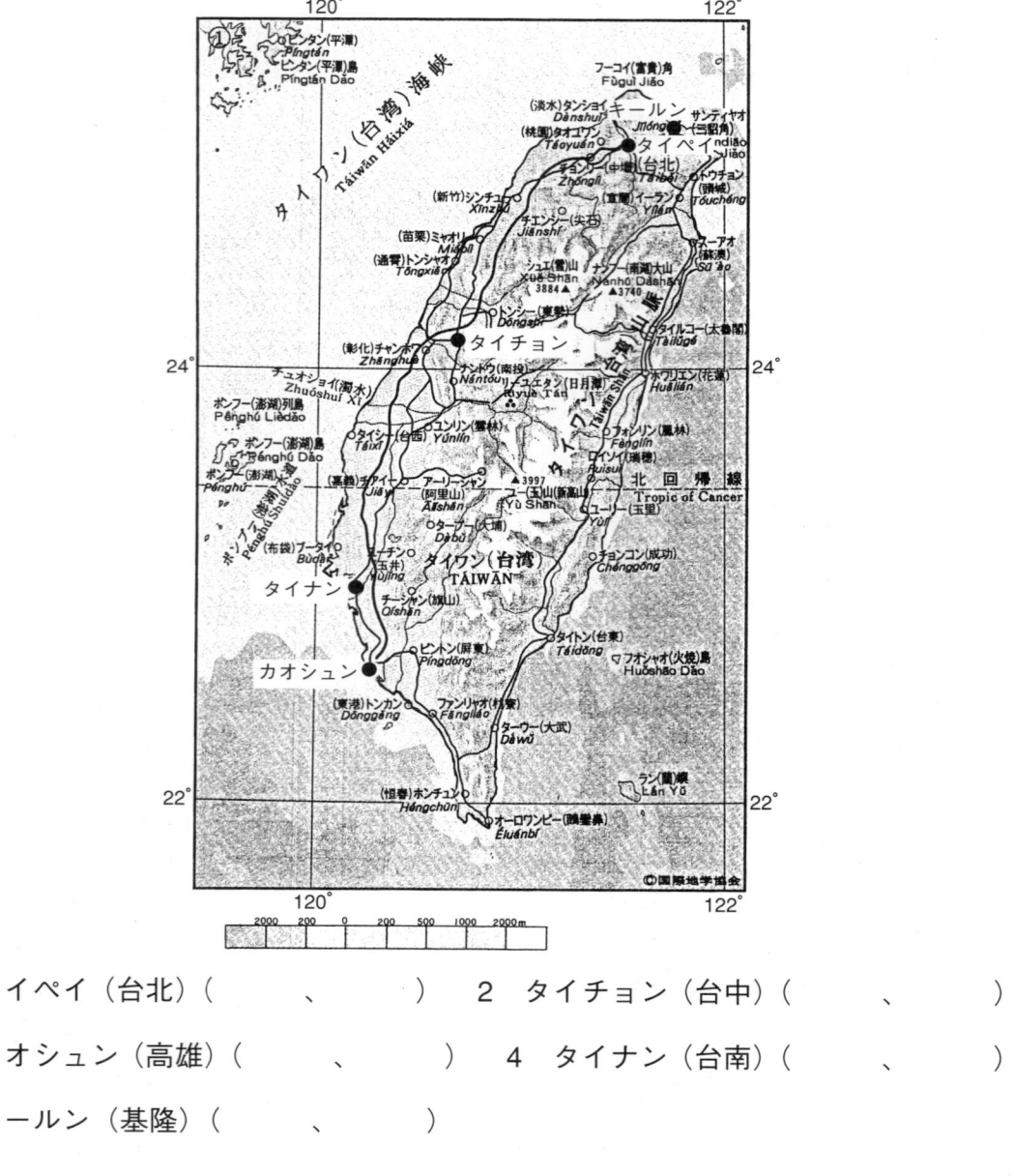

1　タイペイ（台北）（　　　、　　　）　2　タイチョン（台中）（　　　、　　　）

3　カオシュン（高雄）（　　　、　　　）　4　タイナン（台南）（　　　、　　　）

5　キールン（基隆）（　　　、　　　）

金曜日の練習はどうでしたか？　100点満点で何点になるか書いて下さい。
また、この練習帳で気づいたこともたくさん書いて下さい。